SOLUCIÓN PARA EL CÁNCER DE PÁNCREAS PARA PACIENTES RECIÉN DIAGNOSTICADOS

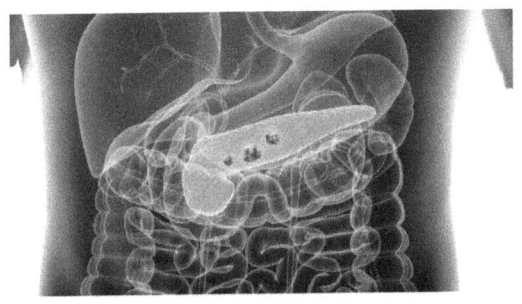

La Guía Completa Para Comprender Las Causas, Los Síntomas, El Tratamiento Y El Manejo Del Adenocarcinoma De Páncreas.

Dr Racheal A. Fields

TABLA DE CONTENIDOS

PALABRAS DE ÁNIMO PARA QUIENES ESTÁN O CUYO SER QUERIDO ESTÁ LUCHANDO CONTRA EL CÁNCER

Eres más fuerte de lo que crees. Cada día afrontas la batalla contra el cáncer con valentía y resiliencia. Ante la adversidad, tu espíritu brilla e inspira a quienes te rodean.

Recuerde, incluso en los momentos más oscuros hay esperanza. Apóyese en su sistema de apoyo, valore el amor de sus familiares y amigos y mantenga su fe en el poder de la curación. Tu determinación y positividad son tus mejores armas.

¡Tienes esto! Cada pequeña victoria es un paso más hacia ganar la guerra

contra el cáncer. Sigue luchando, sigue creyendo y nunca pierdas de vista la increíble fuerza que hay dentro de ti. Tu viaje puede ser duro, pero tú eres más duro. El mundo está contigo, animándote en este desafiante capítulo de tu vida.

Siempre estaremos agradecidos si puedes tomarte unos momentos después de haber terminado de leer para dejarnos una reseña positiva en Amazon.

Su reseña no sólo nos ayudará a llegar a un público más amplio sino que también ayudará a nuestros lectores a descubrir el valor del libro.

Sabemos que su tiempo es valioso, por lo que realmente apreciamos su disposición a compartir sus pensamientos con nosotros. Gracias de antemano por su amable reseña.

PREFACIO

Esta guía tiene como objetivo brindar información integral y accesible sobre el cáncer de páncreas, abarcando diversos aspectos desde su comprensión, factores de riesgo, síntomas, opciones de tratamiento, hasta las diversas estrategias para manejar la enfermedad y mejorar la calidad de vida de los pacientes y sus cuidadores.

El cáncer de páncreas plantea desafíos únicos debido a su naturaleza agresiva y, a menudo, a su diagnóstico en etapa tardía. Comprender los matices de esta enfermedad, desde los primeros signos hasta las opciones de tratamiento, puede afectar significativamente la atención y los resultados del paciente.

El contenido de esta guía tiene como objetivo ofrecer un recurso conciso pero informativo para pacientes, cuidadores y cualquier persona que busque una comprensión más profunda del cáncer de páncreas. Esperamos que esta guía sirva como un valioso compañero, ofreciendo orientación e información para navegar las complejidades de esta enfermedad con conocimiento y apoyo.

INTRODUCCIÓN

El Sr. Frank, un próspero arquitecto de 46 años, vivió una vida plena con una carrera próspera, una familia amorosa y un grupo cercano de amigos. Cada día estuvo marcado por sus logros arquitectónicos y la calidez del compañerismo.

Sin embargo, notó cambios sutiles (pérdida de peso y fatiga persistente) que interrumpieron su rutina, que de otro modo sería perfecta. Preocupado por su salud, se dedicó a investigar, centrándose específicamente en los signos preocupantes del cáncer de páncreas, como el dolor abdominal y la ictericia. Esta búsqueda lo llevó a este útil recurso titulado "**SOLUCIÓN PARA EL CÁNCER DE PÁNCREAS PARA**

PACIENTES RECIÉN DIAGNOSTICADOS".

Al reconocer las posibles implicaciones de estos síntomas, el Sr. Frank consultó a su médico de cabecera. Tras una serie de pruebas, el diagnóstico de cáncer de páncreas confirmó sus preocupaciones.

Sin embargo, armado de conocimiento y resiliencia, reconoció que la detección temprana era una oportunidad de intervención, no una sentencia definitiva. A los 46 años, la edad en la que aumentan los casos de cáncer de páncreas, la urgencia impulsó su determinación.

Con firme determinación, el Sr. Frank cumplió diligentemente con las citas con su médico e inició tratamientos, combinando los consejos médicos con las ideas de la guía.

Los días se fusionaron con visitas al hospital, conversaciones con especialistas y ajustes en su estilo de vida de acuerdo con las recomendaciones de la guía. Con el tiempo, la sinergia entre la experiencia médica y las orientaciones del libro empezó a mostrar resultados prometedores.

Los meses transcurrieron como una batalla desafiante donde la perseverancia se convirtió en su aliado más incondicional. Impulsado por una resolución inquebrantable y la integración del consejo médico y el conocimiento del libro, el Sr. Frank recuperó su salud de manera lenta pero constante.

El cáncer, que alguna vez fue una amenaza inminente, comenzó a retroceder, permitiendo que la luz de la vida brillará una vez más.

En esta lucha victoriosa contra la adversidad, el Sr. Frank descubrió una nueva apreciación por el valor de la vida y la importancia esencial de la salud, la familia y los amigos.

CAPÍTULO 1.

INTRODUCCIÓN AL CÁNCER DE PÁNCREAS

1.1 Descripción general del cáncer de páncreas

El cáncer de páncreas es una neoplasia maligna que se origina en los tejidos del páncreas, órgano situado detrás del estómago. Conocido por su naturaleza agresiva, el cáncer de páncreas se desarrolla cuando las células del páncreas comienzan a crecer sin control, formando tumores. Esta afección es difícil de detectar en sus primeras etapas, lo que a menudo provoca retrasos en el diagnóstico y opciones de tratamiento limitadas.

El páncreas desempeña un papel crucial en la producción de enzimas para la digestión y hormonas, incluida la insulina, que regula los niveles de azúcar en sangre. El cáncer de páncreas puede afectar tanto las funciones digestivas como endocrinas del órgano, contribuyendo a diversos síntomas y complicaciones de salud.

Comprender las causas y los factores de riesgo asociados con el cáncer de páncreas es esencial. Si bien la causa exacta aún no está clara, se han identificado ciertos factores de riesgo, como el tabaquismo, los antecedentes familiares, la pancreatitis crónica, la obesidad y la edad, como posibles contribuyentes a su desarrollo.

El diagnóstico de cáncer de páncreas implica una combinación de pruebas de imagen, biopsias y otros procedimientos para confirmar la presencia de tumores y determinar su estadio y extensión dentro del cuerpo.

Dada la naturaleza agresiva del cáncer de páncreas, el tratamiento suele implicar un enfoque multidisciplinario, que puede incluir cirugía, quimioterapia, radioterapia, inmunoterapia y terapia dirigida.

Sin embargo, el éxito del tratamiento y el pronóstico dependen en gran medida de la etapa en la que se diagnostica el cáncer y de la salud general del individuo.

Vivir con cáncer de páncreas plantea varios desafíos para los pacientes y sus cuidadores, lo que requiere centrarse en controlar los síntomas, mantener la calidad de vida y buscar apoyo durante todo el proceso.

Esta descripción general sirve como base para la exploración integral de las diversas facetas del cáncer de páncreas, con el objetivo de proporcionar conocimientos esenciales para comprender, diagnosticar, tratar y vivir con esta afección.

1.2 Estructura y función normales del páncreas

El páncreas, un órgano vital ubicado detrás del estómago, cumple dos funciones principales dentro del cuerpo: exocrina y endocrina.

Función exocrina:

La parte exocrina del páncreas produce enzimas cruciales para la digestión. Estas enzimas ayudan a descomponer grasas, proteínas y carbohidratos en el intestino delgado, facilitando la absorción de nutrientes. Las enzimas pancreáticas, incluidas la amilasa, la lipasa y las proteasas, llegan al intestino delgado a través del conducto pancreático.

Función endocrina:
La función endocrina implica la producción y secreción de hormonas, principalmente insulina y glucagón. La función crucial de estas hormonas es controlar los niveles de azúcar en sangre.

La insulina ayuda a las células a absorber la glucosa del torrente sanguíneo, reduciendo así los niveles de azúcar en sangre, mientras que el glucagón estimula la liberación de glucosa almacenada cuando los niveles de azúcar en sangre bajan.

El páncreas contiene grupos de células conocidas como islotes de Langerhans, que albergan las células productoras de hormonas responsables de la función endocrina. Las células alfa dentro de los islotes producen glucagón, mientras que las células beta producen insulina.

El intrincado equilibrio entre las funciones exocrinas y endocrinas del páncreas es esencial para mantener una digestión adecuada y regular los niveles de azúcar en sangre en el cuerpo.

Cualquier alteración o mal funcionamiento de estas funciones puede provocar diversos problemas de salud, incluidas enfermedades pancreáticas como la pancreatitis o el cáncer de páncreas. Comprender la estructura y función normales del páncreas es crucial para comprender el impacto y las implicaciones de las enfermedades que afectan a este órgano vital.

CAPÍTULO 2.

ENTENDIENDO EL CÁNCER DE PÁNCREAS

2.1 Causas y factores de riesgo

Causas:

La causa exacta del cáncer de páncreas sigue siendo incierta. Sin embargo, ciertos factores pueden conducir al desarrollo de esta enfermedad. Se cree que las mutaciones genéticas, específicamente las alteraciones en el ADN de las células pancreáticas, desempeñan un papel importante.
Estas mutaciones pueden hacer que las células crezcan sin control y formen tumores.

Factores de riesgo:

Se han encontrado varios factores de riesgo que pueden aumentar la probabilidad de desarrollar cáncer de páncreas:

- **Edad**: La edad avanzada es un factor de riesgo importante. La mayoría de los casos ocurren en personas mayores de 45 años y la mayoría se diagnostica después de los 65 años.

- **Tabaquismo**: El tabaquismo es uno de los factores de riesgo modificables más críticos del cáncer de páncreas. Los fumadores corren un mayor riesgo en comparación con los no fumadores.

- **Antecedentes familiares**: las personas con antecedentes familiares de cáncer de páncreas o ciertos síndromes genéticos tienen un mayor riesgo.

- *Pancreatitis crónica:*
La inflamación prolongada del páncreas, conocida como pancreatitis crónica, puede elevar el riesgo de desarrollar cáncer de páncreas.

- **Obesidad**: El sobrepeso o la obesidad pueden contribuir a un mayor riesgo de cáncer de páncreas.

- **Diabetes**: se observa un vínculo entre la diabetes de nueva aparición y el cáncer de páncreas, aunque la naturaleza exacta de esta relación aún está bajo investigación.

- **Dieta**: algunos factores dietéticos, como una dieta rica en carnes rojas o procesadas y una ingesta baja de frutas y verduras, pueden estar asociados con un mayor riesgo.

Comprender estas causas y factores de riesgo es esencial para identificar a las personas que podrían tener un mayor riesgo de padecer cáncer de páncreas.

Sin embargo, es importante tener en cuenta que tener uno o más factores de riesgo no garantiza el desarrollo de la enfermedad y es posible que algunas personas diagnosticadas con cáncer de páncreas no tengan ningún factor de riesgo identificable.

2.2 Tipos y Clasificación

El cáncer de páncreas se puede clasificar en términos generales en dos tipos principales según las células donde comienza el cáncer:

Cáncer de páncreas exocrino:

Este es el tipo más común de cáncer de páncreas y se origina en las células exocrinas que producen enzimas para la digestión. La forma más prevalente de cáncer de páncreas exocrino es el adenocarcinoma y representa la mayoría de los casos.

Cáncer de páncreas endocrino (tumores neuroendocrinos):

Estos cánceres se desarrollan en las células endocrinas responsables de la producción de hormonas. Este tipo es menos común pero incluye varios subtipos de tumores neuroendocrinos, cada uno con sus características y comportamientos.

Clasificación por Localización y Distribución:

- **Localizado**: el cáncer se limita al páncreas sin extenderse a órganos distantes.

- **Localmente avanzado:** el tumor puede haberse extendido más allá del páncreas pero no se ha diseminado a sitios distantes.

- **Metastásico**: el cáncer se ha diseminado a órganos o partes del cuerpo distantes, a menudo al hígado, los pulmones o el peritoneo.

2.3 Etapas del cáncer de páncreas

El cáncer de páncreas se clasifica para determinar la extensión de la enfermedad, guiar las decisiones de tratamiento y proporcionar información sobre el pronóstico. Las etapas se clasifican de la siguiente manera:

- *Etapa 0 (carcinoma in situ):* en esta etapa temprana, las células cancerosas están confinadas a las capas superiores de células que recubren los conductos pancreáticos y no se han diseminado a los tejidos u órganos circundantes.

- *Etapa I y II:* estas etapas involucran cáncer localizado pero con diversos grados de diseminación dentro del páncreas o a tejidos y órganos cercanos. Los tumores en etapa I generalmente son más pequeños y se limitan al páncreas, mientras que en la etapa II, el cáncer puede haber crecido y diseminado a estructuras cercanas o ganglios linfáticos.

- *Etapa III:* el cáncer en esta etapa generalmente se ha diseminado más allá del páncreas, involucrando vasos sanguíneos o ganglios linfáticos cercanos, pero aún no ha hecho metástasis a órganos distantes.

- **Etapa IV:** Esta etapa significa la fase más avanzada y crítica del cáncer de páncreas, donde el cáncer se ha diseminado ampliamente a órganos distantes como el hígado, los pulmones o el peritoneo. Se considera metastásico y conlleva un peor pronóstico.

La estadificación del cáncer de páncreas es esencial para determinar los enfoques de tratamiento, el pronóstico y guiar las discusiones entre pacientes y profesionales de la salud sobre la progresión de la enfermedad y los posibles resultados.

CAPÍTULO 3.

SIGNOS, SÍNTOMAS Y DIAGNÓSTICO

3.1 Reconocer los síntomas del cáncer de páncreas

El cáncer de páncreas a menudo presenta pocos síntomas tempranos, si es que presenta alguno, lo que dificulta su detección en sus etapas iniciales. Sin embargo, a medida que la enfermedad empeora, pueden manifestarse ciertos signos y síntomas, entre ellos:

- **Dolor abdominal o de espalda**: malestar o dolor en el abdomen o la parte baja de la espalda, que puede empeorar al comer o al acostarse.

- **Ictericia**: coloración amarillenta de la piel y el blanco de los ojos debido a la obstrucción del conducto biliar por el tumor.

- **Pérdida de peso inexplicable:** Pérdida de peso repentina e inexplicable a pesar de los hábitos alimentarios normales.

- **Pérdida de apetito:** disminución del deseo de comer, lo que lleva a una reducción de la ingesta y posterior pérdida de peso.

- **Problemas digestivos:** pueden producir náuseas, vómitos, cambios en las deposiciones y dificultad para digerir los alimentos debido a la obstrucción del tracto digestivo.

- *Diabetes de nueva aparición*: algunas personas pueden

desarrollar diabetes sin una causa clara, lo que podría ser un indicador de cáncer de páncreas.

- *Fatiga*: Sentirse cansado o débil incluso con un descanso adecuado puede ser un síntoma a medida que avanza el cáncer.

- **Cambios en el color de las heces:** Heces de color claro o grasosas resultantes de la falta de enzimas pancreáticas que llegan a los intestinos para una digestión adecuada.

Reconocer estos signos y síntomas es crucial, especialmente para las personas con mayor riesgo debido a antecedentes familiares, tabaquismo u otros factores de riesgo. Si experimenta estos síntomas de manera persistente, se recomienda consultar a un profesional de la salud para una evaluación y diagnóstico adecuados. La detección temprana desempeña un papel fundamental en la mejora de los resultados del tratamiento del cáncer de páncreas.

3.2 Pruebas de diagnóstico del cáncer de páncreas

El diagnóstico del cáncer de páncreas implica varias pruebas para confirmar la presencia de la enfermedad, determinar su estadio y guiar el tratamiento adecuado. Los procedimientos de diagnóstico incluyen:

Pruebas de imagen:

- **Tomografía computarizada:** proporciona imágenes transversales detalladas del páncreas y los órganos circundantes.

- **Resonancia magnética**: ofrece imágenes detalladas para evaluar el páncreas, los vasos sanguíneos cercanos y los órganos.

- *Ultrasonido Endoscópico (EUS):* Combina la endoscopia con el ultrasonido para obtener imágenes de alta resolución del páncreas y sus alrededores.

- **Colangiopancreatografía retrógrada endoscópica (CPRE):** permite el examen de los conductos pancreáticos y biliares mediante un endoscopio.

Biopsia:

- *Biopsia endoscópica:* se obtienen muestras de tejido durante un procedimiento endoscópico para examinarlas bajo un microscopio y

31

confirmar la presencia de células cancerosas.

- **_Aspiración con aguja fina (FNA)_**: uso de una aguja fina para extraer tejido o líquido del páncreas para su análisis.

Análisis de sangre:

- **_Marcadores tumorales:_** análisis de sangre para detectar sustancias específicas asociadas con el cáncer de páncreas, como CA 19-9 y CEA.

Colangiografía transhepática percutánea (PTC):

- Implica inyectar un tinte en el hígado para delinear los conductos biliares en las radiografias, lo que ayuda a detectar obstrucciones causadas por tumores pancreáticos.

Estas pruebas de diagnóstico desempeñan un papel crucial a la hora de confirmar la presencia de cáncer de páncreas, determinar el estadio de la enfermedad y orientar el enfoque de tratamiento más adecuado. Hablar de estas opciones con un profesional de la salud es fundamental para una evaluación y un diagnóstico adecuados.

CAPÍTULO 4.

OPCIONES DE TRATAMIENTO

4.1 Descripción general de las modalidades de tratamiento

El tratamiento del cáncer de páncreas es complejo y, a menudo, implica un enfoque multidisciplinario para abordar la naturaleza agresiva de la enfermedad.

Se utilizan diversas modalidades para controlar el cáncer de páncreas, con el objetivo de controlar la progresión del cáncer y mejorar la calidad de vida del paciente.

Estas modalidades de tratamiento abarcan varios enfoques como: Cirugía, Quimioterapia, Radioterapia, Inmunoterapia, Terapia dirigida.

La elección de la modalidad de tratamiento o combinación de modalidades depende de varios factores, incluido el estadio del cáncer, la salud general del individuo y las características específicas del tumor.

Cada modalidad de tratamiento conlleva su propio conjunto de beneficios y posibles efectos secundarios. Se adapta un plan de tratamiento integrado a cada paciente y, a menudo, implica una combinación de estos enfoques para lograr el mejor resultado posible.

Comprender las modalidades de tratamiento disponibles es crucial para tomar decisiones informadas y desarrollar una estrategia de tratamiento integral para el cáncer de páncreas.

4.2 Diferentes tipos de opciones de tratamiento para el cáncer de páncreas

Cirugía:

- **Procedimiento**: La intervención quirúrgica consiste en extirpar el tumor y, si es necesario, partes del páncreas, órganos cercanos o tejidos afectados por el cáncer. Puede ser potencialmente curativo en las primeras etapas o tener como objetivo aliviar los síntomas y mejorar la calidad de vida en casos avanzados.

- **Objetivo**: La cirugía tiene como objetivo eliminar el cáncer o reducir su tamaño, mejorando las posibilidades de un tratamiento exitoso y brindando potencialmente una posibilidad de supervivencia a largo plazo.

Quimioterapia:

- **Procedimiento**: Administración de medicamentos, ya sea por vía oral o intravenosa, para matar las células cancerosas o frenar su crecimiento. Puede usarse antes o después de la cirugía o como tratamiento primario para la enfermedad avanzada.
- **Objetivo**: La quimioterapia tiene como objetivo reducir los tumores, prevenir la propagación del cáncer y matar las células cancerosas por todo el cuerpo, con el objetivo de controlar la enfermedad y mejorar la calidad de vida.

Radioterapia:

- **Procedimiento**: Implica rayos o partículas de alta energía que se dirigen al sitio del cáncer para destruir las células cancerosas o inhibir su crecimiento. Puede administrarse externamente (radiación de haz externo) o internamente mediante dispositivos implantados (braquiterapia).
- **Objetivo**: La radioterapia tiene como objetivo reducir los tumores, aliviar los síntomas y evitar que el cáncer reaparezca o se propague más.

Inmunoterapia:

- **Procedimiento**: Los medicamentos de inmunoterapia se utilizan para estimular el sistema inmunológico del cuerpo para que reconozca y ataque específicamente las células cancerosas.

- **Objetivo**: La inmunoterapia tiene como objetivo mejorar las defensas naturales del cuerpo contra el cáncer, ayudando al sistema inmunológico a atacar y destruir mejor las células cancerosas.

Terapia dirigida:

- **Procedimiento**: este tratamiento utiliza medicamentos que se dirigen específicamente a ciertas moléculas o vías involucradas en el crecimiento y la propagación de las células cancerosas.
- **Objetivo**: La terapia dirigida tiene como objetivo interrumpir las anomalías específicas dentro de las células cancerosas, inhibiendo su crecimiento y previniendo una mayor propagación.

Cada modalidad o combinación de tratamiento se elige en función de factores como la etapa del cáncer, la salud general del individuo y las características del tumor.

Los objetivos principales de estos tratamientos son controlar el cáncer, aliviar los síntomas, mejorar la calidad de vida y potencialmente extender la supervivencia. La elección del tratamiento tiene como objetivo lograr el mejor resultado posible para el individuo con cáncer de páncreas.

4.3 Efectos secundarios de las diferentes opciones de tratamiento

Cirugía:
- **Posibles efectos secundarios**: Después de la cirugía, los posibles efectos secundarios pueden incluir

dolor, infección, coágulos de sangre, problemas digestivos y riesgo de diabetes si se extirpa una parte del páncreas.

Quimioterapia:

- **Posibles efectos secundarios**: Los efectos secundarios comunes de la quimioterapia pueden incluir náuseas, vómitos, fatiga, caída del cabello, disminución del recuento de células sanguíneas (lo que aumenta el riesgo de infección o sangrado) y neuropatía periférica.

Radioterapia:

- **Posibles efectos secundarios**: Los efectos secundarios de la radioterapia pueden incluir cambios en la piel en el lugar del tratamiento, fatiga, problemas digestivos y posibles efectos a largo plazo en los tejidos y órganos circundantes.

Inmunoterapia:

- **Posibles efectos secundarios**: La inmunoterapia puede provocar eventos adversos relacionados con el sistema inmunológico, como erupción cutánea, fatiga, diarrea y, con menos frecuencia, afecciones más graves relacionadas con el sistema inmunológico que afectan a varios órganos.

Terapia dirigida:

- **Posibles efectos secundarios**: Los efectos secundarios de la terapia dirigida pueden incluir problemas de la piel, diarrea, anomalías hepáticas, presión arterial alta y riesgo de coagulación sanguínea.

Comprender estos posibles efectos secundarios es esencial, ya que varían en intensidad y ocurrencia para cada individuo. Los profesionales de la salud suelen trabajar para controlar y mitigar estos efectos secundarios para garantizar la mejor calidad de vida posible durante y después del tratamiento.

4.4 Manejo de los síntomas y efectos secundarios

Medicamentos:

- Varios medicamentos pueden ayudar a controlar los síntomas y los efectos secundarios. Por ejemplo, los fármacos contra las náuseas pueden aliviar los síntomas inducidos por la quimioterapia. Las náuseas y analgésicos pueden ayudar a reducir las molestias después de la cirugía.

Modificaciones dietéticas:

- Una dieta bien equilibrada puede ayudar a controlar los efectos secundarios. Ajustar la ingesta de alimentos para combatir las náuseas, mantener la hidratación y consumir alimentos de fácil digestión puede ayudar a controlar los problemas digestivos.

Cuidados de apoyo:

- Las terapias de apoyo, como la fisioterapia, la terapia ocupacional y el asesoramiento, pueden ayudar a controlar la fatiga, mantener la función y afrontar el estrés emocional.

El manejo del dolor:

- El dolor puede ser una preocupación importante. Varias estrategias de manejo del dolor, incluidos medicamentos, bloqueos nerviosos u otras intervenciones, pueden ayudar a aliviar el malestar y mejorar la calidad de vida.

Seguimiento y ajuste de tratamientos:

- El seguimiento regular por parte de profesionales sanitarios ayuda a evaluar la eficacia del tratamiento y a controlar los efectos secundarios. Se pueden hacer ajustes a los planes de tratamiento para reducir los efectos secundarios o mejorar el manejo de los síntomas.

Ajustes de estilo de vida:

- La incorporación de ejercicio, técnicas de relajación y un descanso adecuado puede ayudar a controlar la fatiga, mejorar el bienestar general y afrontar el estrés de la enfermedad y el tratamiento.

Comunicación abierta:

- El diálogo abierto con los proveedores de atención médica sobre los síntomas y los efectos secundarios permite intervenciones y ajustes oportunos en los planes de tratamiento. Los pacientes deben expresar sus inquietudes a su equipo de atención médica.

El control de los síntomas y los efectos secundarios es una parte integral del tratamiento del cáncer de páncreas. Los enfoques personalizados, que incluyen una combinación de medicamentos, ajustes en el estilo de vida y atención de apoyo, desempeñan un papel importante en la mejora de la calidad de vida de las personas que reciben tratamiento.

CAPÍTULO 5.

ESTILO DE VIDA Y CUIDADOS DE APOYO

5.1 Nutrición y dieta durante el tratamiento del cáncer de páncreas

Mantener el equilibrio nutricional:

- Una dieta bien equilibrada es fundamental para apoyar al cuerpo durante el tratamiento del cáncer de páncreas. Haga hincapié en una dieta rica en frutas, verduras, proteínas magras y cereales integrales para proporcionar los nutrientes esenciales.

Hidratación adecuada:

- Mantenerse bien hidratado es importante, especialmente si tiene problemas digestivos. Beber muchos líquidos puede ayudar a controlar síntomas como diarrea o vómitos y prevenir la deshidratación.

Comidas pequeñas y frecuentes:

- Opte por comidas más pequeñas y frecuentes a lo largo del día para ayudar a la digestión y minimizar las molestias. Este enfoque también puede ayudar a controlar síntomas como náuseas y saciedad temprana.

Suplementación enzimática:

- Se pueden recomendar suplementos enzimáticos para ayudar a la digestión, especialmente si el páncreas no produce suficientes enzimas digestivas. Estos suplementos pueden ayudar a descomponer los alimentos y mejorar la absorción de nutrientes.

Evitar ciertos alimentos:

- Algunas personas pueden descubrir que evitar los alimentos picantes, grasosos o ricos en fibra puede ayudar a aliviar el malestar digestivo. Es importante identificar y evitar alimentos específicos que puedan desencadenar síntomas.

Consultar a un dietista:

- Puede resultar beneficioso buscar la orientación de un dietista registrado. Pueden ofrecer asesoramiento nutricional personalizado, abordar las necesidades dietéticas individuales y proporcionar estrategias para controlar los síntomas y mantener una nutrición óptima.

Monitoreo de cambios de peso:

- Es importante realizar un seguimiento de los cambios de peso. Si pierde peso o tiene dificultades para mantenerlo, es esencial trabajar con un equipo de atención médica para abordar estos problemas.

Mantener una nutrición adecuada durante el tratamiento del cáncer de páncreas puede ayudar a controlar los síntomas, respaldar la salud general y mejorar la capacidad del cuerpo para afrontar los efectos del tratamiento.

Consultar con profesionales de la salud, incluido un dietista, puede brindar orientación y apoyo individualizados durante todo el tratamiento.

5.2 Recomendaciones de ejercicio para pacientes con cáncer de páncreas

Consulta con proveedores de atención médica:

- Antes de comenzar un régimen de ejercicio, es importante consultar a los proveedores de atención médica para determinar el nivel apropiado de actividad física adecuado para las condiciones de salud individuales y la etapa del tratamiento del cáncer.

Introducción gradual del ejercicio:

- Comience con ejercicios de bajo impacto y aumente gradualmente la intensidad según la tolerancia. Concéntrese en actividades como caminar, hacer ejercicios aeróbicos ligeros o ejercicios de estiramiento.

Entrenamiento de fuerza y ejercicios de flexibilidad:

- Incorporar ejercicios de entrenamiento de fuerza y rutinas de flexibilidad para mantener la masa muscular y la movilidad articular. Se pueden utilizar bandas de resistencia o pesas ligeras bajo guía.

Equilibrar el descanso y la actividad:

- Es fundamental lograr un equilibrio entre descanso y ejercicio. Es fundamental escuchar al cuerpo y evitar ir más allá de los límites personales, especialmente durante los períodos de fatiga.

Actividad física regular:

- Esfuércese por realizar una actividad física regular y constante, con el objetivo de realizar al menos 150 minutos por semana de ejercicio de intensidad moderada, según lo recomendado por los proveedores de atención médica.

Beneficios del ejercicio:

- El ejercicio puede mejorar los niveles de energía, reducir la fatiga, mantener la función física e impactar positivamente el bienestar emocional, lo que ayuda a controlar los efectos secundarios del tratamiento del cáncer.

Supervisión y Seguimiento:

- Considere hacer ejercicio bajo la supervisión de un profesional capacitado o en un programa estructurado diseñado específicamente para personas con cáncer. El seguimiento regular por parte de los proveedores de atención médica es esencial para garantizar la seguridad y el progreso adecuado.

Para obtener ejercicios de entrenamiento más detallados para pacientes con cáncer, haga clic aquí. O consulte este increíble libro del mismo autor en Amazon "LA GUÍA COMPLETA DE ENTRENAMIENTO PARA EL CÁNCER: Ejercicios sencillos y gratuitos con equipos para terapias y recuperación del tratamiento del cáncer".

El ejercicio desempeña un papel importante en la mejora de la calidad de vida general de las personas que se someten a tratamiento contra el cáncer de páncreas. Seguir recomendaciones de ejercicio personalizadas, diseñadas en consulta con proveedores de atención médica, puede ayudar a controlar los efectos secundarios, mejorar la función física y contribuir al bienestar general durante el tratamiento.

DIRECTRICES DE EJERCICIO PARA PACIENTES CON CÁNCER DE PÁNCREAS:

Consulta con proveedores de atención médica:

- Antes de iniciar un programa de ejercicios, consulte con los proveedores de atención médica para garantizar la seguridad y la idoneidad según el estado de salud y el plan de tratamiento del individuo.

Comience lentamente y progrese gradualmente:

- Comience con actividades de baja intensidad y aumente lentamente la duración y la intensidad según los niveles de comodidad y las recomendaciones de salud.

Objetivo de regularidad:

- Esfuércese por lograr la coherencia en las rutinas de ejercicio, con el objetivo de realizar al menos 150 minutos por semana de ejercicio aeróbico de intensidad moderada, a menos que los proveedores de atención médica le indiquen lo contrario.

Incorporar entrenamiento de fuerza:

- Incluya ejercicios de entrenamiento de fuerza dos o tres veces por semana, centrándose en todos los grupos de músculos principales. Utilice pesas livianas o bandas de resistencia debajo de p guía del cordel.

Ejercicios de flexibilidad y equilibrio:

- Integra ejercicios de flexibilidad y equilibrio para mantener la movilidad articular y prevenir la rigidez, incorporando actividades como estiramientos o yoga.

Controle y escuche su cuerpo:
- Observe cómo reacciona su cuerpo a la actividad. Si te sientes fatigado o experimentas molestias, es importante descansar y ajustar la intensidad o duración del ejercicio.

5.3 Estrategias de afrontamiento y apoyo para pacientes y cuidadores

Educación y Comunicación:
- Fomente la comunicación abierta y busque información sobre la enfermedad y las opciones de tratamiento. Comprender la afección ayuda a tomar decisiones informadas y gestionar las expectativas.

Redes de soporte:

- Participe en grupos de apoyo, foros en línea o servicios de asesoramiento para conectarse con otras personas que enfrentan desafíos similares. Compartir experiencias y emociones con compañeros puede brindar consuelo y conocimientos valiosos.

Cuidados personales:

- Priorice el cuidado personal manteniendo un estilo de vida equilibrado, participando en actividades que le brinden alegría y concentrándose en el bienestar mental y emocional. El estrés se puede controlar practicando ejercicios de atención plena, meditación o relajación.

Busque ayuda profesional:

- Considere buscar el apoyo de profesionales o terapeutas de salud mental para afrontar el impacto emocional de la enfermedad y el tratamiento. La orientación profesional puede ayudar a afrontar la ansiedad, la depresión o el estrés.

Participar en actividad física:

- El ejercicio regular puede ayudar a controlar el estrés y aumentar el bienestar general tanto de los pacientes como de los cuidadores.

Respiro y Descansos:

- Los cuidadores deben programar descansos y buscar un respiro para evitar el agotamiento. Tomarse tiempo para ellos mismos es crucial para mantener su salud y bienestar.

Adaptación y Flexibilidad:

- Adopte la adaptación y la flexibilidad en las rutinas diarias, ajustándolas según sea necesario para adaptarse a las circunstancias cambiantes y los desafíos que surjan durante el proceso de tratamiento.

Expresar y compartir sentimientos:

- Los pacientes y cuidadores deben sentirse cómodos expresando sus sentimientos e inquietudes. Crear un espacio seguro para debates abiertos puede aliviar la carga emocional.

Navegar por el cáncer de páncreas es un viaje desafiante y el apoyo a los pacientes y cuidadores es esencial. Implementar estrategias de afrontamiento y buscar apoyo puede ayudar significativamente a controlar los aspectos emocionales y psicológicos de la enfermedad, fomentar la resiliencia y mejorar la calidad de vida general tanto de los pacientes como de su red de apoyo.

CAPÍTULO 6.

PREVENCIÓN Y REDUCCIÓN DE RIESGOS

6.1 Estrategias para prevenir el cáncer de páncreas y medidas de reducción del riesgo

Dejar de fumar:

- El factor de riesgo modificable más importante del cáncer de páncreas es el tabaquismo. Dejar de fumar reduce el riesgo de desarrollar la enfermedad.

Opciones dietéticas:

- Adopte una dieta rica en frutas, verduras y cereales integrales minimizando el consumo de carnes procesadas y el exceso de carnes rojas. Una dieta equilibrada puede contribuir a reducir el riesgo.

Mantener un peso saludable:

- La obesidad y el exceso de peso aumentan el riesgo de cáncer de páncreas. Mantener un peso saludable mediante una dieta equilibrada y ejercicio regular puede ser preventivo.

Consumo moderado de alcohol:

- Limite el consumo de alcohol, ya que el consumo excesivo de alcohol se asocia con un mayor riesgo de cáncer de páncreas. Se recomienda mantenerse dentro de las pautas recomendadas.

Manejo de la pancreatitis crónica:

- Si se le diagnostica pancreatitis crónica, siga las estrategias de manejo recomendadas para reducir el riesgo de cáncer de páncreas.

Manejo de la diabetes:

- Si tiene diabetes, manéjese eficazmente mediante cambios en el estilo de vida y, si es necesario, medicamentos. La diabetes bien controlada puede reducir el riesgo de cáncer de páncreas.

Asesoramiento genético:

- Las personas con antecedentes familiares de cáncer de páncreas o síndromes genéticos conocidos relacionados con la enfermedad deben considerar el asesoramiento genético y la detección temprana.

Exposición ambiental:

- Minimizar la exposición a factores ocupacionales o ambientales dañinos que pueden aumentar el riesgo de cáncer de páncreas.

La prevención del cáncer de páncreas implica elegir un estilo de vida saludable, evitar los factores de riesgo y controlar las condiciones que pueden contribuir al desarrollo de la enfermedad. La implementación de estas medidas de reducción de riesgos puede ayudar a reducir el riesgo de desarrollar cáncer de páncreas y contribuir al bienestar general.

CAPÍTULO 7.

PRONÓSTICO Y TASAS DE SUPERVIVENCIA

7.1 Comprensión del pronóstico y los factores predictivos

Resumen del pronóstico:

- El cáncer de páncreas a menudo tiene un mal pronóstico debido a su naturaleza agresiva y su diagnóstico en etapa tardía. El pronóstico varía según múltiples factores, incluido el estadio, la ubicación y la salud individual del cáncer.

Tasas de estadificación y supervivencia:

- La estadificación determina el grado de propagación del cáncer y orienta las decisiones de tratamiento. Las tasas de supervivencia difieren según el estadio del cáncer en el momento del diagnóstico; las etapas más tempranas ofrecen un mejor pronóstico.

Factores predictivos:

- Varios factores pueden afectar el pronóstico, incluido el tamaño, la ubicación, el grado y la respuesta del cáncer al tratamiento. Además, la salud general del paciente y la respuesta a la terapia son factores cruciales.

Metástasis y propagación:

- La presencia de metástasis o la diseminación del cáncer a órganos distantes afecta significativamente el pronóstico, indicando a menudo una etapa más avanzada y desafiante.

Respuesta al tratamiento y salud general:

- La respuesta al tratamiento y la salud general del paciente juegan un papel fundamental en la determinación del pronóstico. La respuesta del cáncer a la terapia y la capacidad del paciente para tolerar el tratamiento influyen significativamente en los resultados.

Factores genéticos y moleculares:

- Los avances en la comprensión de las características genéticas y moleculares del cáncer pueden ofrecer información sobre el pronóstico y la posible respuesta a tratamientos específicos.

Comprender el pronóstico y los factores predictivos del cáncer de páncreas es crucial para que los pacientes y los proveedores de atención médica tomen decisiones informadas sobre los enfoques de tratamiento y los resultados esperados. El pronóstico está influenciado por varios elementos, lo que enfatiza la necesidad de una atención individualizada y un seguimiento continuo para mejorar los resultados de los pacientes.

7.2 Tasas de supervivencia y factores que las influyen

Tasas generales de supervivencia:

- El cáncer de páncreas tiene tasas de supervivencia relativamente bajas en comparación con muchos otros cánceres. La tasa de supervivencia a cinco años es generalmente baja, principalmente debido a diagnósticos en etapas tardías y al comportamiento agresivo del tumor.

Puesta en escena y supervivencia:

- La etapa del cáncer en el momento del diagnóstico afecta significativamente las tasas de supervivencia. Las etapas más tempranas suelen tener tasas de supervivencia más altas en comparación con las etapas más avanzadas en las que el cáncer se ha diseminado.

Resecabilidad quirúrgica:

- Los pacientes que se someten a una extirpación quirúrgica exitosa del tumor tienen mejores tasas de supervivencia en comparación con aquellos para quienes la cirugía no es factible debido a la ubicación, el tamaño o la extensión del tumor.

Respuesta al tratamiento:

- La respuesta del cáncer al tratamiento, incluida la cirugía, la quimioterapia o la radiación, puede influir en las tasas de supervivencia. Una respuesta positiva puede prolongar la supervivencia.

Salud general del paciente:

- La salud general del paciente y su capacidad para tolerar el tratamiento afectan las tasas de supervivencia. Una buena salud general a menudo puede contribuir a mejores resultados.

Metástasis y propagación:

- La presencia de metástasis o la diseminación del cáncer a órganos distantes reduce drásticamente las tasas de supervivencia.

Factores genéticos y moleculares:

- Los avances en la comprensión de las características genéticas y moleculares del tipo de cáncer ayudan a identificar factores específicos que pueden influir en las tasas de supervivencia y guiar tratamientos personalizados.

Las tasas de supervivencia en el cáncer de páncreas están influenciadas por varios factores, principalmente la etapa en el momento del diagnóstico, la respuesta al tratamiento y la salud general del individuo. Comprender estos factores es esencial para que tanto los pacientes como los proveedores de atención médica tomen decisiones informadas y mejoren los resultados.

CAPÍTULO 8.

VIVIR CON CÁNCER DE PÁNCREAS

8.1 Preocupaciones por la calidad de vida en el cáncer de páncreas

El manejo del dolor:

- El dolor es una preocupación importante en el cáncer de páncreas. Las técnicas efectivas de manejo del dolor son cruciales para mejorar la calidad de vida.

Soporte nutricional:

- Los problemas digestivos pueden afectar los hábitos alimentarios. El apoyo y la orientación nutricional pueden ayudar a controlar los síntomas y mantener una nutrición adecuada.

Apoyo emocional y salud mental:
- Abordar el diagnóstico y el tratamiento del cáncer de páncreas puede ser un desafío emocional. Los grupos de asesoramiento y apoyo pueden ayudar a afrontar el estrés, la ansiedad y la depresión.

Manejo de la fatiga:
- La fatiga es común en los pacientes con cáncer. Gestionar los niveles de energía e incorporar periodos de descanso y actividad es importante para la calidad de vida.

Función física y ejercicio:
- Mantener la función física a través de programas de ejercicio

personalizados puede ayudar a mejorar la fuerza, la movilidad y el bienestar general.

Apoyo familiar y social:
- El apoyo de familiares y amigos es crucial. Las conexiones sociales y una sólida red de apoyo pueden tener un impacto positivo en la calidad de vida durante el tratamiento.

Manejo de síntomas y cuidados paliativos:
- Los cuidados paliativos se centran en controlar los síntomas y mejorar la calidad de vida general, garantizando comodidad y apoyo tanto para los pacientes como para los cuidadores.

Preocupaciones financieras y prácticas:

- El tratamiento del cáncer de páncreas puede implicar estrés financiero. El acceso a recursos, orientación financiera y apoyo práctico puede aliviar estas preocupaciones.

Comprender y abordar estas preocupaciones sobre la calidad de vida puede mejorar significativamente el bienestar de las personas que se someten a tratamiento contra el cáncer de páncreas. El apoyo personalizado y las estrategias de gestión adecuadas son vitales para mejorar la calidad de vida general durante el camino hacia el cáncer.

8.2 Servicios y recursos de soporte

Grupos de apoyo:
- Participe con grupos de apoyo locales o en línea específicamente para el cáncer de páncreas para conectarse con otras personas que enfrentan desafíos similares y compartir experiencias.

Servicios de asesoramiento y salud mental:
- Acceder a servicios de asesoramiento y salud mental para abordar el estrés emocional, la ansiedad y la depresión relacionados con el diagnóstico y tratamiento del cáncer.

Servicios de cuidados paliativos:
- Busque servicios de cuidados paliativos para controlar los

síntomas, mejorar la calidad de vida y brindar apoyo tanto a los pacientes como a los cuidadores.

Centros y hospitales oncológicos:
- Muchos centros oncológicos y hospitales ofrecen servicios y recursos especializados que atienden las necesidades de los pacientes con cáncer de páncreas y sus familias.

Asistencia y orientación financiera:
- Explore los programas u orientación de asistencia financiera disponibles para manejar la carga financiera que a menudo se asocia con el tratamiento del cáncer.

Materiales educativos y recursos en línea:
- Acceda a recursos en línea y materiales educativos acreditados

ofrecidos por organizaciones contra el cáncer y sitios web confiables que se centran en el cáncer de páncreas.

Servicios de asesoramiento genético:

- Para las personas con antecedentes familiares de cáncer de páncreas, los servicios de asesoramiento genético pueden proporcionar información y orientación sobre la evaluación de riesgos y la detección temprana.

Servicios de atención domiciliaria y cuidados paliativos:

- Utilice servicios de atención domiciliaria o de cuidados paliativos para brindar apoyo y atención adicionales a los pacientes en la comodidad de sus hogares, especialmente en las etapas avanzadas de la enfermedad.

Acceder a estos servicios y recursos de apoyo puede proporcionar asistencia y orientación valiosas para los pacientes y cuidadores que enfrentan los desafíos del cáncer de páncreas. Buscar el apoyo de estos servicios puede tener un impacto positivo en la calidad de vida y ayudar a afrontar las complejidades de la enfermedad.

CONCLUSIÓN

El cáncer de páncreas es una enfermedad desafiante con un pronóstico relativamente malo, que a menudo se diagnostica en etapas posteriores. Comprender los factores de riesgo, los síntomas y las modalidades de tratamiento disponibles es fundamental.

Las estrategias de prevención, como evitar el tabaco, mantener un estilo de vida saludable y controlar las afecciones de salud relacionadas, desempeñan un papel importante en la reducción del riesgo de esta enfermedad.

Para las personas diagnosticadas, es importante centrarse en controlar los síntomas, buscar los servicios de apoyo adecuados y garantizar la mejor calidad de vida posible. Acceder a grupos de apoyo, asesoramiento y servicios de cuidados paliativos puede ser de gran ayuda para afrontar los desafíos emocionales y físicos.

Los avances en los tratamientos y las investigaciones en curso ofrecen esperanza de mejores resultados. Es fundamental mantenerse informado, buscar orientación de profesionales de la salud y mantenerse conectado con redes de apoyo durante todo el viaje.

El cáncer de páncreas sigue siendo una afección compleja y desafiante, pero con el apoyo, la información y la atención personalizados adecuados, es posible recorrer el camino con una mejor calidad de vida y una toma de decisiones informada.

GLOSARIO DE TÉRMINOS CLAVE

Cáncer de páncreas: una neoplasia maligna que se desarrolla en el páncreas, un órgano responsable de producir enzimas digestivas y hormonas como la insulina.

Tumor: masa anormal de tejido que puede ser benigno o canceroso, caracterizado por un crecimiento descontrolado.

Metástasis: la diseminación de células cancerosas desde su ubicación original a otras partes del cuerpo.

Quimioterapia: Tratamiento que utiliza medicamentos para matar o retardar el crecimiento de las células cancerosas.

Radioterapia: tratamiento que utiliza rayos o partículas de alta energía para destruir las células cancerosas.

Inmunoterapia: Tratamiento que utiliza medicamentos para estimular el sistema inmunológico del cuerpo para que ataque las células cancerosas.

Cirugía: Procedimiento médico para extirpar un tumor o tejidos afectados.

Pronóstico: el curso probable y el resultado de la enfermedad en función de diversos factores, que predicen las tasas de supervivencia y la respuesta al tratamiento.

Estadificación: Determinar el alcance y la propagación del cáncer en el cuerpo para guiar las decisiones de tratamiento.

Diagnóstico: Identificar una enfermedad o condición basándose en signos, síntomas y pruebas médicas.

Biopsia: Extracción y examen de una pequeña cantidad de tejido para diagnóstico o análisis.

Suplementación enzimática: uso de enzimas para ayudar en el proceso de digestión, a menudo utilizado en los casos en que el páncreas no produce suficientes enzimas.

Cuidados Paliativos: Atención médica especializada destinada a aliviar los síntomas y el estrés de una enfermedad grave.

Metabolismo: Los procesos químicos dentro del cuerpo que convierten los alimentos en energía y otras sustancias esenciales.

Resecabilidad: La posibilidad de que un tumor sea extirpado quirúrgicamente.

Calidad de vida: Bienestar general que abarca los aspectos físicos, emocionales y sociales de la vida.

Manejo del Dolor: Estrategias y tratamientos para aliviar el dolor asociado a la enfermedad y tratamiento.

Grupos de apoyo: grupos de personas que comparten experiencias similares y se brindan apoyo emocional y orientación unos a otros.

Asesoramiento genético: orientación profesional que ayuda a las personas a comprender los factores genéticos y el riesgo de desarrollar ciertas afecciones.

Tasas de supervivencia: estadísticas que describen la probabilidad de sobrevivir a una enfermedad o afección específica durante un período de tiempo específico.

Este glosario comprende términos clave utilizados en toda la guía, lo que brinda comprensión de conceptos críticos relacionados con el cáncer de páncreas y su tratamiento.

DIARIO

Mi viaje de Supervivencia

Fecha: ————————

_____

_____

_____

_____

_____

_____

_____

_____

_____

_____

_____

_____

_____

_____

_____

_____

_____

_____

_____

_____

_____

_____

El cáncer no puede aplastar el espíritu humano

Mi viaje de Supervivencia

Fecha: —————

_____
_____
_____
_____
_____
_____
_____
_____
_____
_____
_____
_____
_____
_____
_____
_____
_____
_____
_____
_____
_____
_____

Lucha contra el cáncer con todas tus fuerzas

Mi viaje de
Supervivencia

Fecha: ─────────────

_____
_____
_____
_____
_____
_____
_____
_____
_____
_____
_____
_____
_____
_____
_____
_____
_____
_____
_____
_____

El cáncer es duro, pero tú también lo eres

Mi viaje de Supervivencia

Fecha: _____

_____
_____
_____
_____
_____
_____
_____
_____
_____
_____
_____
_____
_____
_____
_____
_____
_____
_____
_____
_____
_____
_____
_____

La esperanza es un poderoso aliado contra el cáncer

Mi viaje de Supervivencia

Fecha: —————

_____

_____

_____

_____

_____

_____

_____

_____

_____

_____

_____

_____

_____

_____

_____

_____

_____

_____

_____

_____

_____

_____

Manténgase fuerte durante la tormenta del cáncer

Mi viaje de
Supervivencia

Fecha: —————————

_____
_____
_____
_____
_____
_____
_____
_____
_____
_____
_____
_____
_____
_____
_____
_____
_____
_____
_____
_____

No estás solo en este viaje contra el cáncer

Mi viaje de Supervivencia

Fecha: ───────────

_____
_____
_____
_____
_____
_____
_____
_____
_____
_____
_____
_____
_____
_____
_____
_____
_____
_____
_____
_____

El cáncer es una batalla; sigue luchando

Mi viaje de
Supervivencia

Fecha: —————————

_____
_____
_____
_____
_____
_____
_____
_____
_____
_____
_____
_____
_____
_____
_____
_____
_____
_____
_____
_____

Cree en tu fuerza, incluso frente al cáncer

Mi viaje de
Supervivencia

Fecha: ————————

_____
_____
_____
_____
_____
_____
_____
_____
_____
_____
_____
_____
_____
_____
_____
_____
_____
_____
_____
_____
_____

Cáncer es una palabra; tu historia continúa

Mi viaje de Supervivencia

Fecha: —————————

———————————————————
———————————————————
———————————————————
———————————————————
———————————————————
———————————————————
———————————————————
———————————————————
———————————————————
———————————————————
———————————————————
———————————————————
———————————————————
———————————————————
———————————————————
———————————————————
———————————————————
———————————————————
———————————————————
———————————————————
———————————————————

El amor, la esperanza y el coraje vencen el cáncer

Mi viaje de
Supervivencia

Fecha: ——————

_____
_____
_____
_____
_____
_____
_____
_____
_____
_____
_____
_____
_____
_____
_____
_____
_____
_____
_____
_____
_____

Cada día es una victoria en la lucha contra el cáncer.

Mi viaje de
Supervivencia

Fecha: ─────────

_____
_____
_____
_____
_____
_____
_____
_____
_____
_____
_____
_____
_____
_____
_____
_____
_____
_____
_____
_____

Las sonrisas son más fuertes que las lágrimas del cáncer."

Mi viaje de
Supervivencia

Fecha: —————————

_____
_____
_____
_____
_____
_____
_____
_____
_____
_____
_____
_____
_____
_____
_____
_____
_____
_____
_____
_____
_____

No dejes que el cáncer defina tu vida

www.ingramcontent.com/pod-product-compliance
Lightning Source LLC
Chambersburg PA
CBHW062347290526
45794CB00005B/2134